RÉGÉNÉRATION

Des Forces et des Fonctions organiques du corps humain

PAR L'EMPLOI DE

L'ÉLECTRICITÉ STATIQUE

D'après la nouvelle Méthode d'Électrisation du professeur C. BECKENSTEINER, généralement ignorée et dont l'action physiologique et thérapeutique, toujours efficace, même dans les maladies réputées incurables, ne doit pas être confondue avec celle de l'électricité dynamique, employée journellement depuis longtemps sans succès, dans le traitement de diverses maladies.

L'électricité est un agent de la nature qui se développe par le frottement des corps, par leur contact, par leur composition ou par leur décomposition, et dont l'influence sur la vie et sur tout ce qui nous entoure est immense.

C'est la force universelle qui entraîne les Mondes, qui règle le cours des astres, et qui produit avec l'affinité, la chaleur et la lumière, tous les phénomènes de la végétation terrestre. On la trouve partout comme cause ou comme effet des phénomènes de la nature ou de la vie, et l'homme qui est parvenu à la produire à volonté, dans des appareils spéciaux, l'utilise à la fois pour l'Industrie et pour les Arts.

L'électricité existe en grande abondance chez l'homme et chez les animaux, soit comme effet des compositions et des décompositions qui s'accomplissent au sein des tissus, soit comme cause de nutrition moléculaire, de mouvement de muscles et de sensibilité, lorsque, après avoir été formée dans l'encéphale, elle arrive aux organes par les cordons nerveux. On sait, d'après Dubois Raymon, que les nerfs sont les conducteurs d'un courant électrique qui arrive aux organes et aux muscles, et que la volonté détermine une augmentation d'intensité de ce courant.

Ce fait incontestable indique que chaque être vivant, porte en lui un appareil électrique dont le cerveau est la pile et les nerfs les fils conducteurs, dont le courant distribué par les nerfs sous forme d'influx nerveux, qui règle les opérations de la sensibilité des fonctions organiques, du mouvement et de la vie, et que cet appareil n'est autre que l'appareil nerveux partout formé de deux substances : blanche et grise, baignées par le sang, et que à côté de cette électricité productive des phénomènes vitaux, il y a celle qui n'est qu'un effet de la vie et qui résulte du mouvement de composition et de décomposition des organes.

Dans l'état de santé parfaite, le fluide nerveux est réparti également dans tout l'organisme ; un faible courant continuel monte des extrémités au cerveau, duquel il est reporté à son tour le long du grand trajet nerveux , la moelle épinière et à tout le système nerveux.

Dans l'état maladif, ce courant faible des extrémités, devient fort, et la répartition qui part du cerveau se fait mal ou inégalement. L'électricité, qui a la plus grande analogie avec le fluide nerveux, si elle n'est pas elle-même ce fluide nerveux, démontre facilement cette inégalité de distribution. Il y a égalité de chaleur partout, s'il y a égalité de répartition du fluide nerveux, et il y a froid à la partie où il est faible et augmentation de chaleur où il abonde. S'il y a douleur quelque part, elle est occasionnée par l'accumulation du fluide nerveux, ou par un corps étranger qui l'y appelle. L'électricité expansive produit le même effet. Dans l'état de santé, on ne sent ni le courant ascendant ni celui qui est distribué de la tête aux extrémités par la moelle épinière. Dans l'état de maladie on la perçoit par diverses sensations. A l'invasion d'une fièvre, on se plaint de frisson accompagné d'un mal de tête plus ou moins intense, les pieds se refroidissent, et la tête devient plus chaude en raison du refroidissement des pieds.

Le courant ascendant se manifeste par un effet indiqué vulgairement par le terme de frisson. Ce courant bien distinct part des pieds et va en augmentant graduellement, des mollets aux cuisses jusque dans la poitrine, et parcourt toutes les ramifications du système nerveux. Le mal de tête plus ou moins violent est toujours le résultat du courant ascendant ou frisson. Le froid aux pieds persiste plus ou moins, ainsi que le mal de tête tant que le courant ascendant a lieu.

L'inégalité de la répartition du fluide nerveux s'observe encore dans la paralysie, dans les névralgies, etc.

L'inégalité ou le manque total des signes de passage électrique, correspondent avec l'énervation ; sur le cadavre le passage de l'électricité est partout égal, c'est un passage de surface. Dans l'être vivant le passage n'est pas seulement de surface, il il est fourni par les organes intérieurs ; dans les paralysies, quelquefois les nerfs du mouvement sont seulement affectés ; alors, le passage est faible en comparaison d'autres parties saines. Si les nerfs moteurs et sensitifs, sont affectés, le passage est nul dans le système rachidien; et la circulation du fluide nerveux s'opère partiellement par les plexus et les anastomoses intérieures. Ces symptômes n'ont pas seulement lieu dans la paralysie, ils s'observent aussi dans une série d'autres affections, dont la cause semble dépendre de la répartition inégale du fluide nerveux et ne cessent d'exister dans beaucoup de cas que quand le passage de l'électricité est revenu à son état normal.

Le ralentissement du courant de l'électricité vitale se manifeste par un trouble dans l'organisme qui détermine telle ou telle maladie.

1° Ce ralentissement peut être général ; 2° Il peut n'exister que pour un ou plusieurs organes, appareils, ou systèmes organiques; 3° Il peut dépendre de l'existence d'un ou plusieurs centres d'action et se manifester par suite dans tout l'organisme ; 4° Il peut être la conséquence de l'accélération momentanée et quelquefois désordonnée de ce même ralentissement qui est souvent dû à une insuffisante quantité d'électricité dans l'organisme.

Les organes producteurs de l'électricité animale étant affaiblis et réduits dans leur structure, il en résulte une moindre aptitude pour la production de l'electricité animale. Dans ce cas l'emploi de l'électricité statique peut remédier à l'affaiblissement ou au manque d'électricité animale naturelle, en imprimant une nouvelle activité aux agents de sa production.

Pour les causes autres que l'âge avancé et qui diminuent la production normale, ou la répartition régulière de l'électricité animale, l'électricité statique peut convenir ; elle peut rendre la vigueur aux organes affaiblis.

Le ralentissement du courant de l'électricité animale dans l'organisme, peut avoir lieu pour l'une ou l'autre des nombreuses fonctions qui s'accomplissent dans l'organisme, ainsi : la digestion, l'hémathose, la circulation lymphatique, la nutrition, l'ostéogénie, etc., peuvent languir ; mais nous mentionnerons particulièrement les paralysies, soit qu'elles dépendent d'une apoplexie, soit qu'elles soient la suite de douleurs dont les membres affectés ont été longtemps le siège.

La volonté, émanant du cerveau considéré comme intermédiaire de l'âme, est arrêtée dans sa manifestation, et il semble que les nerfs aient perdu leur conductibilité.

Le ralentissement partiel se fait remarquer avec ou sans la paralysie des nerfs ; mais les cas les plus nombreux sont ceux où les nerfs du mouvement sont seuls affectés.

Le ralentissement partiel se fait encore remarquer dans les cas d'atrophie, avec ou sans paralysie des membres affectés.

L'action exagérée d'un ou de plusieurs centres dans l'organisme, a lieu dans un grand nombre de maladies variées ; cette surexcitation partielle dépend d'un surcroît d'électricité animale qui, quelle que soit la partie, y occasionne une douleur plus ou moins vive, et bientôt y fait affluer le sang en plus grande quantité. Un état inflammatoire peut être la conséquence de cette surexcitation, c'est ainsi que peuvent se développer la pneumonie, la pleurésie, l'hépatite, etc. Tous ces cas, selon leur gravité et leur degré d'ancienneté, peuvent être guéris à l'aide de l'électricité statique, que l'on obtient par les nouvelles machines de rotation. Le même résultat heureux peut encore être obtenu au début des inflammations des organes les plus essentiels à la vie, tels que le cerveau, les poumons, le cœur, etc , mais l'occasion d'agir doit être saisie à l'origine du mal, qui peut promptement se terminer d'une manière funeste dans certains cas.

Au début des maladies générales, on peut rétablir la santé à l'aide de l'électricité statique, qui peut encore servir à ramener les fonctions à leur état normal pendant la convalescence, si l'on n'a pas été appelé à temps et si la maladie a dû suivre son cours.

Tous les animaux, ainsi que l'homme, sont recouverts d'une enveloppe isolante ou idio-électrique. Cette enveloppe est destinée à conserver le fluide électrique vital : nous l'appelons vital, car lorsqu'on le soustrait subitement à un animal, il ne peut plus vivre et la mort est instantanée. La peau de l'homme est un corps idio-électrique qui le préserve de la trop grande déperdition de l'électricité animale. Néanmoins c'est par la peau que l'excès électrique est continuellement rejeté par la transpiration soit sensible, soit insensible. Quand, par un exercice violent, ou par un moyen artificiel, comme un bain de vapeur, nous avons provoqué de fortes sueurs, nous nous sentons affaiblis, et si cet état durait trop longtemps il pourrait amener la mort ; alors nous avons besoin de repos pour réparer nos forces qui se renouvellent soit par les produits de la nutrition, soit par l'action de la nature pendant le repos.

Il n'est pas étonnant que les aliments nous rendent l'électricité perdue, car ils en contiennent beaucoup. D'un autre côté, le repos, en maintenant dans l'inaction les muscles dont le mouvement dépense beaucoup d'électricité, laisse à la nature le temps d'amasser des provisions suffisantes pour les déperditions du lendemain.

De nombreuses expériences démontrent tous les jours que l'électricité statique peut produire les mêmes effets que le travail de la nature.

Tout corps a son électricité propre, ainsi la terre a son électricité qu'on appelle magnétisme terrestre. Tous les être vivants sont animés et entretenus par cet agent universel. L'atmosphère dans laquelle tout est plongé, a son *électricité qui réagit* sur tous les corps organisés, soit animaux, soit végétaux. Les corps inorganiques peuvent être privés de l'électricité atmosphérique tout en possédant celle qui leur est propre et qui participe de celle de la terre ; mais aucun corps organisé ne peut s'en passer, car il serait instantanément privé de vie et rentrerait alors dans la série des corps inorganiques. Ainsi aucun corps organisé ne peut vivre sans cette électricité atmosphérique, qui accompagne intimement la vie dans ses moindres fonctions. Dans l'homme, il se fait une continuelle irradiation d'électricité, qui, partant du cerveau et se répandant dans tout le corps, principalement en passant par la colonne vertébrale, entretient partout la vie et la souplesse.

Si le fluide électrique n'est pas absolument l'élément essentiel de la vie, il concourt cependant à l'entretenir au même titre que toutes les influences mésologiques, au sein desquelles les corps organisés vivants parcourent la durée de leur existence. On sait que l'air est toujours électrisé plus ou moins quoique mauvais conducteur, et on n'ignore pas que ce même air agit sur nous d'une manière ou d'une autre, selon son état électrique; avec l'air nous respirons de l'électricité, et notre respiration insensible s'accomplit plus ou moins normalement, selon la tension électrique de l'atmosphère. Comment dès lors ne pas admettre qu'une intervention qui joue un aussi grand rôle dans le maintien de la vie, ne puisse pas dans des altérations de la santé, produire une modification salutaire des conditions pathologiques qui sont au fond de toutes les maladies ? Pourquoi approuver en toute confiance l'emploi de l'action de l'air, de l'eau, de la lumière, de la chaleur comme étant considérés doués d'un degré d'action incontestable sur notre organisme, et ranger dans la catégorie des utopies et des chimères l'action du fluide électrique, qui, en dernière analyse, n'est autre chose qu'une modalité d'un même substratum, qui sous d'autres faces, est susceptible de nous apparaître lumineux, thermique ou magnétique.

Des exemples nombreux démontrent que l'électricité atmosphérique, celle produite par les machines de rotation, ainsi que l'électricité animale, est expansive, on peut la percevoir à distance ; tandis que l'électricité de la pile galvanique, celle de l'aimant ou de l'électro-aimant, est moléculaire, se propageant de proche en proche et ne pouvant agir à distance.

L'électricité expansive ou statique, se répendant du corps électrisé dans l'espace, attire et repousse les corps légers ; tandis que l'électricité moléculaire ou dynamique n'est percevable qu'en touchant le corps électrisé.

Les expériences faites avec l'électricité expansive ou statique, dans le siècle dernier et de nos jours, démontrent son action vivifiante sur les plantes et les animaux, ainsi que son efficacité pour rétablir l'harmonie intérieure des organes.

L'électricité soit voltaïque, soit magnétique ou dynamique, est loin d'avoir en sa faveur des faits semblables, on peut consulter les auteurs modernes tels que MM. Becquerel, Pouillet, etc., etc., sur les actions physiologiques de la pile voltaïque.

La supériorité de l'électricité expansive ou statique ne dépend pas seulement de son action vivifiante, mais encore de la variété de ses effets, qui commencent par la sensation la plus agréable et peuvent aller jusqu'à la douleur la plus vive que soient susceptibles de produire les instruments galvaniques et électro-magnétiques.

L'électricité expansive n'a pas seulement l'avantage d'être ainsi graduée dans de vastes limites ; on peut encore, en y ayant recours, se conformer au grand principe de la médecine : mettre en pratique la dérivatiou, la révulsion, la dissémination ou répartition sur un plus grand nombre de points de la vitalité qui était renfermée dans un seul.

Il serait impossible d'obtenir des résultats aussi variés en employant les appareils galvaniques ou électro-magnétiques, car ces appareils n'ont pour tout effet qu'une série de commotions plus ou moins fortes et leur emploi ne peut être adopté que pour un petit nombre d'affections. Les enfants, les femmes nerveuses, dont la sensibilité est si développée, ne pourraient sans contrainte supporter les effets douloureux de ces appareils.

La meilleure méthode qui doit être adoptée pour l'emploi de l'électricité dans le traitement des maladies consiste, à électriser par les nouvelles machines de rotation produisant l'électricité expansive ou statique :

1° En raison de l'analogie intime du fluide avec celui de l'électricité atmosphérique duquel tous les êtres organisés tirent leur existence et où ils sont continuellement plongés.

2° Parce que son emploi est sans aucun danger, pour celui sur qui on opère comme pour l'opérateur.

3° A cause de la variété de ses effets, pouvant agir sur l'ensemble de l'économie comme sur une partie isolée, sur les parties les plus délicates (*sur les yeux*) comme sur les parties les plus robustes.

4° A cause de l'action vivifiante de l'électricité expansive sur tous les corps organisés, agissant aussi bien sur les plantes, sur les animaux que sur l'homme, et permettant de faire succéder des moyens calmants à une médication excitante.

5° Par rapport à l'inconvénient que présentent les appareils galvaniques ou électro-magnétique de nécessiter la dénudation de la partie sur laquelle on veut agir et que souvent la décence oblige à tenir voilée, de là des obstacles bien réels pour l'opérateur. Cet inconvénient n'a plus lieu avec les nouvelles machines de rotation, le malade n'est plus obligé de découvrir les parties affectées, car, par son expansibilité, le fluide électrique traverse tous les vêtements, quand ils sont en laine ou en soie. Le traitement peut même avoir lieu sans que les assistants se doutent de la nature ou du siège de l'affection, il en est autrement quand on a recours aux appareils voltaïques ou électro-magnétiques.

6° Par la possibilité d'appliquer les grands principes de la médecine, la dérivation, la révulsion, la dissémination.

7° On peut utiliser avec l'électricité expansive ou statique et au moyen d'appareils spéciaux divers spécifiques : comme l'antimoine, l'argent, l'assa-fétida, le charbon, le cuivre, le diamant, l'étain, le fer, l'iode, l'ivoire, le musc, l'or, le plomb, la valériane, le zinc etc., etc.

Il est impossible d'obtenir les effets variés sus-mentionnés par les appareils galvaniques ou électro-magnétiques qui ne sont susceptibles de produire qu'une succession de commotions plus ou moins fortes.

Depuis la découverte de l'électricité dynamique, par Galvani on croyait obtenir des effets plus éfficaces, que par l'emploi de l'électricité expansive dans le traitement des maladies, mais on a obtenu moins ou rien. Il ne pouvait en être autrement dans le plus grand nombre de cas, car l'électricité dynamique transportant les métaux qui forment la pile et les acides qui les décomposent dans l'organisme du malade, y introduit des particules souvent toxiques, ou tout au moins inopportunes quand elles ne sont pas nuisibles.

Par la nouvelle méthode d'électrisation au moyen de l'électricité expansive ou statique, l'opérateur a en sa puissance les calmants tout comme les excitants les plus énergiques et peut à volonté les faire succéder les uns aux autres et en apprécier les effets se trouvant lui-même dans le cercle d'action, qu'il peut augmenter par sa propre électricité, tout en modifiant considérablement celle qui provient de la machine de rotation. Aussi le cercle des maladies pour lesquelles on peut employer l'électricité expansive ou statique s'est considérablement agrandi, et il y a peu de cas où elle ne puisse être de quelque utilité soit pour guérir, soit pour soulager promptement.

L'électricité statique, par son application comme remède curatif des maladies exceptionnellement longues et jugées au dessus des ressources de l'art médical, peut amener des guérisons surprenantes et par celà même on est autorisé à reconnaître que ce fluide, auquel probablement se rattache l'existence des êtres vivants, contribuera plus que tout autre moyen à reculer les limites de l'incurabilité.

Les affections récentes, même souvent les plus graves, se guérissent par le traitement électrique en peu de temps et parfois en une seule séance.

Si on avait employé comparativement, dans un grand nombre de cas de maladies récentes ou chroniques, l'électricité statique avec l'électricité dynamique au lieu de s'en tenir exclusivement à l'emploi de cette dernière, on aurait reconnu depuis longtemps par la variété de ses effets sur l'organisme vivant, la supériorité de l'électricité statique dont l'efficacité ne peut plus être contestée, non seulemeut pour le soulagement, mais encore pour la guérison des maladies chroniques, graves et réputées incurables.

Laissons donc à chaque électricité sa spécialité :

A l'électricité voltaïque, la solution des problèmes de métallurgie et de chimie.

A l'électricité de l'aimant, abandonnons les problèmes de la force mécanique.

Mais à l'électricité expansive ou statique, appartiennent les problèmes de médecine, surtout quand elle est combinée avec l'électricité vitale du corps humain.

Les nombreuses guérisons de maladies graves, chroniques, dont quelques-unes étaient réputées incurables, obtenues de nos jours en Allemagne, à Londres, Paris, Lyon, Marseille, Nice, Rome, Turin, Vals, etc., prouvent que l'électricité statique, obtenue à l'aide des nouvelles machines de rotation et appareils du professeur C. Beckensteiner, peut guérir ou au moins soulager considérablement, en vivifiant l'ensemble de l'organisme et en rétablissant la circulation du fluide nerveux, du sang et des autres liquides du corps humain un grand nombre de maladies récentes ou chroniques que nous avons classées ci-après par organe et par systèmes organiques :

Maladies adynamiques : L'asthénie ou faiblesse générale de l'économie, la convalescence de longues maladies. la débilité ou état de faiblesse et de langueur, l'épuisement ou perte considérable des forces.

Maladies des articulations : Les ankyloses, l'arthrodynie ou douleurs des articulations, la coxalgie, les entorses, la goutte, les luxations, le rhumatisme articulaire, les tumeurs blanches.

Maladies du cerveau : La céphalalgie, les commotions cérébrales, les éblouissements, les hallucinations, l'insolation, l'insomnie, les vertiges.

Maladies du cœur : La cardialgie ou douleurs nerveuses du cœur, les palpitations.

Maladies de l'estomac : Les crampes d'estomac, la dyspepsie, la gastralgie, la gastrite, le hoquet habituel.

Maladies du foie : La cirrhose du foie, les coliques du foie, l'hépatalgie ou névralgie du foie.

Maladies de la gorge : L'angine, l'aphonie ou perte de de la voix, le goître, le spasme de la glotte.

Maladie des intestins : La constipation, la diarrhée, la dyssenterie, l'entéralgie ou coliques nerveuses.

Maladies des oreilles : Le bourdonnement d'oreilles, l'otalgie ou douleurs nerveuses de l'oreille, la paracousie ou audition confuse, la surdité récente.

Maladies de poitrine : Le catarrhe pulmonaire, la congestion pulmonaire, les névralgies intercostales, la phthisie pulmonaire au premier et au deuxième degré, la pleurésie, la pleurodynie ou douleur rhumatismale intercostale, la pneumonie, le point dê côté.

Maladie du sang : L'aménorrhée, l'anémie, la chlorose, le diabète, la dysménorrhée, les hémorroïdes douloureuses, les varices.

Maladies du système lymphatique : Les engorgements glanduleux, le rachitisme, la scrofule.

Maladies du système musculaire : l'amyosthénie ou faiblesse musculaire, l'ataxie locomotrice, l'atrophie musculaire, la contracture musculaire des membres, les convulsions, la courbature, les crampes, la crampe des écrivains, les déviations de la colonne vertébrale, le lumbago, le rhumatisme musculaire, les spasmes, le torticolis, le tremblement des membres, le trismus ou contraction des muscles masticateurs.

Maladies du système nerveux : L'agacement des nerfs, la catalepsie, la chorée ou danse de Saint Guy, la dermalgie, les douleurs nerveuses, l'épilepsie, l'hémyplégie, l'hypocondrie, l'hystérie, l'impuissance, la migraine, la myélite incomplète, la névralgie dentaire, les névralgies faciales, la névralgie sciatique, la névrite rhumatismale, les névroses, les paralysies, la paralysie progressive, la paraplégie, la spermatorrhée, le vertige épileptique.

Maladies de l'utérus : La descente de l'utérus, les déviations ou déplacements de l'utérus, l'hystéralgie, le rhumatisme de l'utérus, la stérilité.

Maladies des voies respiratoires : L'asthme, la bronchite chronique, la coqueluche, la dyspnée, l'enrouement, la grippe, la toux nerveuse.

Maladies des voies urinaires : L'albuminurie, le catarrhe de la vessie, la cystalgie, la dysurie ou difficulté d'uriner, la gravelle, l'incontinence d'urine, la rétention d'urine, le spasme du col de la vessie.

Maladie des yeux (nombreuses guérisons) **:** L'affaiblissement progressif de la vue, l'amaurose ou la cécité récente, l'héméralopie, la mydriase ou diminution et trouble de la vue.

L'électricité statique est d'une efficacité constante et incontestable pour guérir ou soulager, même dans les cas réputés incurables. Elle peut être désormais considérée comme un des meilleurs moyens parmi les ressources thérapeutiques dont on peut disposer avec certitude, soit pour guérir, soit pour soulager sensiblement.

L'art de guérir n'a pas de ressources plus efficaces que l'électricité statique, particulièrement dans les maladies contre lesquelles tous les moyens curatifs ont échoués. Son action physiologique et thérapeutique détermine toujours des réactions douces et salutaires dans tous les cas de maladies que nous avons sus-énoncés. Son emploi ne présente aucune contre-indication, aussi peut-on toujours l'appliquer, sans crainte de nuire, en mettant en œuvre les nouveaux procédés d'électrisation avec la machine de rotation et appareils perfectionnés du professeur C. Beckensteiner, que nous avons adopté dans notre Cabinet d'Electrisation comme étant les meilleurs, parmi tous ceux qui existent pour l'application de l'électricité statique dans l'état de maladie récente ou chronique.

Dr F. ROUGET.

Notre **Cabinet d'Electrisation** est ouvert tous les jours, de **1** heure à **5** heures de l'après-midi, les dimanches exceptés.

Rue Saint-Géraud, 4, Toulouse.

Les malades ne sont soumis au traitement électrique que sur l'ordonnance et au gré de leur médecin traitant, ou sur l'ordonnance du médecin, assistant attaché à notre Cabinet d'Electrisation.

Toulouse. — Imp. Fressinet Ouvriers-Réunis, rue Saint-Pantaléon, 3.

www.ingramcontent.com/pod-product-compliance
Lightning Source LLC
LaVergne TN
LVHW050516160826
845677LV00003B/1172